Amit Sehgal
Shaista Manzoor

Rastreio in vitro do potencial antioxidante do chá de hibisco

Amit Sehgal
Shaista Manzoor

Rastreio in vitro do potencial antioxidante do chá de hibisco

ScienciaScripts

Imprint

Any brand names and product names mentioned in this book are subject to trademark, brand or patent protection and are trademarks or registered trademarks of their respective holders. The use of brand names, product names, common names, trade names, product descriptions etc. even without a particular marking in this work is in no way to be construed to mean that such names may be regarded as unrestricted in respect of trademark and brand protection legislation and could thus be used by anyone.

Cover image: www.ingimage.com

This book is a translation from the original published under ISBN 978-620-2-09335-4.

Publisher:
Sciencia Scripts
is a trademark of
Dodo Books Indian Ocean Ltd. and OmniScriptum S.R.L publishing group

120 High Road, East Finchley, London, N2 9ED, United Kingdom
Str. Armeneasca 28/1, office 1, Chisinau MD-2012, Republic of Moldova, Europe
Printed at: see last page
ISBN: 978-620-8-16463-8

ÍNDICE DE CONTEÚDOS

Capítulo 1   **18**

Capítulo 2   **28**

Capítulo 3   **31**

INTRODUÇÃO

Desde a antiguidade que várias partes de diferentes plantas (frescas e secas) têm sido utilizadas como fonte de medicamentos à base de plantas. Os chás de ervas são também conhecidos como tisanas, feitas pelo processo de infusão ou decocção. Devido às suas propriedades promotoras de saúde, as pessoas consomem estas tisanas. Relatórios anteriores sugerem o benefício destas tisanas na redução do risco de várias doenças, como a diabetes tipo 2 (Ryan *et al.,* 2000) e as doenças cardiovasculares (Mashour *et al.,* 1998). Os chás de ervas são amplamente aceites devido à sua fácil preparação, melhor sabor e podem ser consumidos frios ou quentes. Representam uma parte importante da medicina herbal, pois são uma fonte rica de muitos antioxidantes, incluindo riboflavina, fenóis, vitaminas e flavonóides (Dragland *et al,* 2003). É o efeito combinado de diferentes ácidos fenólicos e polifenóis que é responsável pelo poder antioxidante do chá (Pulido *et al.,* 2000).

Os radicais livres são altamente instáveis e reactivos que tentam ganhar estabilidade através da captura de electrões. Estes radicais livres interagem com várias biomoléculas do organismo, tais como lípidos, proteínas, ácidos nucleicos e açúcares (Poprac *et al.,* 2017). São responsáveis por causar várias doenças associadas a danos no ADN e à peroxidação lipídica (Gentile *et al.,* 2017). Quando um radical livre ataca uma molécula estável, rouba-lhe um eletrão, formando uma reação em cadeia de radicais livres, que resulta finalmente na perturbação das actividades celulares (Halliwell, 1994). O nosso organismo dispõe de diferentes mecanismos que ajudam a reduzir a formação de radicais livres através da formação de substâncias denominadas antioxidantes endógenos (Jadeja *et al,* 2017).

Os antioxidantes ajudam a prevenir danos nos tecidos, que podem levar a várias doenças. Existem vários antioxidantes sintéticos, como o butil-hidroxil-tolueno (BHT) e o butil-hidroxil-anisol (BHA), que são objeto de restrições devido aos seus efeitos nocivos para o fígado e os pulmões (Kahl e Kappus, 1993). Existem vários antioxidantes naturais que são utilizados para realçar o sabor e proteger contra diferentes doenças, sendo estas propriedades atribuídas principalmente à presença de compostos químicos como carotenóides, polifenóis e flavonóides (Zheng *et al.*, 2001; Pham-Huy *et al.*, 2008).

As ervas são utilizadas há séculos e contêm substâncias naturais que promovem a saúde. As diferentes partes das plantas (sementes, raízes, flores, folhas e frutos) são utilizadas como fonte de componentes valiosos para bebidas, cosméticos e medicamentos (Craig, 1999). A Organização Mundial de Saúde (OMS) estimou que cerca de 80% da população da Terra depende da medicina tradicional para os seus cuidados de saúde primários (OMS, 2005). Em diferentes ervas, vários fitoquímicos activos como flavonóides, terpenóides, polifenólicos, caretenóides, saponinas e contêm compostos antioxidantes potentes que protegem contra várias doenças crónicas (Nidavani *et al.*, 2014). As ervas têm inúmeras propriedades farmacológicas, tais como reforço imunitário (Block e Mead, 2003), prevenção de problemas cardiovasculares (Fugh-Berman, 2000), antidiarreia (Ryu *et al.*, 2004), anti-hemorroidal (Okpuzor e Oloyede, 2009), anti-inflamatório (Mueller *et al.*, 2010), anti-asmático (Sonibare *et al.*, 2008) e anti-helmíntico (Bahmani *et al.*, 2014). O processo oxidativo no corpo causa várias doenças metabólicas e distúrbios degenerativos relacionados com o envelhecimento (Ghezzi *et al*, 2008). A utilização de ervas como fonte de antioxidantes naturais é útil para combater estas doenças (Tapsell *et al.*, 2006).

Durante os últimos 20 anos, a popularidade dos chás de ervas aumentou significativamente, sendo consumidos em todo o mundo (Marnewick *et al*, 2000). O chá de ervas (tisana) distingue-se do chá normal em vários aspectos, como a composição de fitoquímicos e, em alguns casos, em termos da parte da planta utilizada. O chá de ervas é uma mistura de diferentes ervas que podem ser qualquer uma das seguintes partes da planta: caules, flores, frutos secos, especiarias, raízes, cascas e também por imersão das folhas que são naturalmente isentas de cafeína, enquanto o chá normal/verdadeiro é preparado a partir das folhas e botões da *Camellia sinensis* para formar quatro chás diferentes, ou seja, verde, preto, branco, oolong e pu-erh e contém cafeína como um dos seus principais componentes (www.globalteas.org).

Os chás de ervas são populares devido à sua fragrância, antioxidantes e aplicações terapêuticas (Chan *et al.*, 2009). O chá de ervas é uma fonte dietética de vários antioxidantes naturais, além disso, os chás de ervas têm também alguns benefícios gerais, como o reforço do sistema imunitário, o alívio do stress e a ajuda com problemas estomacais e digestivos (Craig, 1999). Os chás de ervas são misturas de ervas que podem ser preparadas a partir de folhas, sementes, frutos e flores de várias plantas (Cai *et al.*, 2004). Cerca de 250 espécies do género hibiscus são conhecidas no mundo e estudos provaram que este género fornece vários compostos que actuam como agentes cardioprotectores e anti-oxidantes (Maganha *et al.*, 2010). *O Hibiscus rosa sinensis* pertence à família Malvaceae e é considerado uma planta ornamental (Garg *et al.*, 2012). É também conhecido como hibisco chinês ou flor de sapato. Estas flores são amplamente cultivadas nas regiões subtropicais e tropicais. Existem diversas variedades e híbridos desta flor, desde tons de rosa e laranja a branco e amarelo. As diferentes partes desta planta são utilizadas na preparação de vários produtos, como especiarias, compotas e molhos (Baranova *et al.*, 2011). *O Hibiscus rosa sinensis* é um reservatório de compostos bioactivos, como flavonóides, fenóis, taninos, terpenos, alcalóides, etc., estes compostos bioactivos são amplamente adoptados por várias indústrias farmacêuticas para a preparação de várias formulações medicinais que são utilizadas no tratamento de numerosas doenças como as cardiovasculares, a tosse seca, as doenças de pele, o aumento do crescimento do cabelo, a anticaspa, a manutenção do índice hipoglicémico (Herrera-Arellano, 2000; Sachdeva, 2003; Gauthaman *et al*, 2006; Mohd-Esa, 2010; Afiune *et al.*, 2017).

Por conseguinte, para avaliar o potencial antioxidante e o conteúdo fitoquímico do chá de hibisco ou da tisana obtida a partir das flores de *Hibiscus rosa sinensis*, o presente estudo foi concebido com os seguintes objectivos

- Análise do potencial antioxidante do chá de hibisco.

- Avaliação da atividade antiperoxidação lipídica do chá de hibisco nos danos oxidativos induzidos pelo sulfato ferroso ($FeSO_4$) no fígado de pinto.

- Quantificação do teor de fenólicos totais e flavonóides no chá de hibisco.

REVISÃO DA LITERATURA

A utilização tradicional de chás de ervas provou ser benéfica para vários problemas de saúde relacionados com a inflamação, a digestão e certas doenças cardiovasculares. A sua evolução no domínio da medicina deve-se aos poderes curativos das infusões e decocções de várias misturas de ervas para benefícios físicos e mentais. Os chás de ervas são sobretudo tomados em consideração devido às suas propriedades sem cafeína e à sua inexpensividade. Está provado que a tisana é um agente curativo contra várias doenças, como a constipação comum e as náuseas, uma vez que algumas das tisanas eram tradicionalmente utilizadas para as curar (Jain *et al.*, 2011).

As ervas podem contribuir como fonte de antioxidantes (Qadir *et al*, 2005). O consumo de chás de ervas tornou-se um hábito amplamente estabelecido devido às suas propriedades antioxidantes e à sua capacidade de tratar o stress oxidativo. O objetivo deste estudo foi avaliar o potencial antioxidante dos chás de ervas consumidos no Chile. Os ensaios utilizados foram a capacidade antioxidante equivalente ao trolox (TEAC), o ensaio de extinção de hipoclorito e o ensaio de extinção de peroxinitrito. O potencial antioxidante das ervas exploradas neste estudo indica que muitas das ervas apresentam uma elevada capacidade de eliminar radicais livres, de extinguir as espécies pró-oxidantes hipoclorito e peroxinitrito. Com base nas observações deste estudo, pode concluir-se que a ingestão regular de ervas pode ser útil para proteger o trato gastrointestinal contra espécies oxidantes patologicamente relevantes e também contribuir para benefícios gerais para a saúde (Speisky *et al,* 2006).

O jasmim, sendo uma das bebidas populares na China, é considerado uma excelente fonte de polifenóis anti-oxidantes. Para investigar a atividade anti-hemolítica dos extractos de polifenóis do chá de jasmim, principalmente epicatequinas (EC), epicatequina (ECG), epigalocatequina (EGC) e galato de epigalocatequina (EGCG) in-vitro e in-vivo, foram escolhidos ratos Spargue-Dawley machos para a confirmação da extensão dessa atividade. A lesão oxidativa por radicais livres induzida nas hemácias foi induzida por produtos químicos, incluindo peróxido de hidrogénio, ácido dialúrico, xantina oxidase e AAPH e, em seguida, foi efectuado um estudo in-vitro e in-vivo em eritrócitos de ratinhos tratados com uma dose de polifenóis do chá de jasmim por gavagem. Os resultados indicaram que, embora a atividade anti-oxidante in-vitro da EGCG e da ECG fosse mais eficaz do que a da EGC e da EC, os dois isómeros i.e.

A EGC e a EC foram mais importantes in vivo na eliminação de radicais livres e também a atividade anti-hemolítica dos polifenóis foi por ordem: ECGC, ECG, EGC e EC. Assim, foi evidente a partir dos resultados que os polifenóis do chá de jasmim reforçam a proteção das hemácias contra danos oxidativos e a inibição da atividade anti-hemolítica na concentração de 25-40 pl (Zhang *et al.,* 2004).

O chá e o chá de ervas podem ser uma fonte importante de antioxidantes na nossa dieta. O objetivo deste trabalho foi estimar a atividade antioxidante e o perfil fenólico de várias ervas. A quantidade de conteúdo fenólico total (TPC) foi determinada utilizando o ensaio de Folin Ciocalteu e os resultados foram expressos em GAE (equivalentes de ácido gálico). A capacidade antioxidante foi determinada pelo método de quimioluminescência (CL) e pelo ensaio DPPH. A atividade antioxidante mais elevada, de acordo com o método CL, foi demonstrada pelo extrato de chá verde, seguido do chá preto e a mais baixa pelo chá grego da montanha. O teor mais elevado de fenólicos foi observado no chá verde e no chá preto em comparação com outras ervas. Foram detectados ácidos fenólicos e outros derivados em todas as infusões de ervas, enquanto a presença de flavonóides variou e as catequinas estiveram presentes no chá verde. Pode sugerir-se que o chá e as infusões de ervas podem ser uma fonte importante de polifenóis e inibir o comportamento anti-oxidante (Atoui *et al.,* 2005).

O chá (folhas de *Camellia sinensis)* e os chás de ervas (infusões de raízes, flores, folhas, sementes e outras partes) são uma fonte importante de compostos fenólicos. A capacidade antioxidante total das ervas naturais pode ser classificada em três tipos diferentes de interação: efeitos sinérgicos, antagónicos e aditivos. Geralmente, a atividade antioxidante é devida à interação de substâncias químicas vegetais, resultando em efeitos aditivos e/ou sinérgicos. O objetivo deste trabalho foi avaliar os diferentes tipos de interação na atividade antioxidante de infusões e decocções de misturas de ervas (limão-verbena, funcho e hortelã). A atividade antioxidante foi avaliada através da atividade de eliminação do radical DPPH, do poder redutor, da inibição do ensaio do в -caroteno e da inibição do ensaio de peroxidação lipídica. Foram estimados os fenólicos totais, os flavonóides, o ácido ascórbico e os açúcares redutores. A presença de hortelã nas misturas aumentou a sua atividade antioxidante, o que já tinha sido comprovado. Os fenólicos e os flavonóides foram os principais compostos antioxidantes encontrados em todas as bebidas à base de plantas. No ensaio de atividade de eliminação do radical DPPH, foi observado um aumento da capacidade antioxidante (sinergismo) em mais de 80% das amostras. A partir deste estudo, pode concluir-se que as ervas utilizadas em mistura produzem um efeito sinérgico que é mais benéfico (Guimarães *et al.,* 2011).

As ervas são uma fonte rica de compostos bioactivos, que têm benefícios para a saúde, como antioxidantes (Anastasaki *et al.,* 2017), anticarcinogénicos (Kaliora *et al.,* 2014), aterosclerose (Heber, 2001) e antimutagénicos (Carabajal *et al.,* 2017). Os compostos fenólicos das ervas têm a capacidade de extinguir a peroxidação lipídica, prevenir danos oxidativos ao DNA (Fabiani *et al.,* 2008) e eliminar espécies reativas de oxigênio (Lopez-Martinez *et al.,* 2009). O objetivo deste estudo foi medir o teor relativo de fenólicos em ervas comumente disponíveis e avaliar as suas actividades antioxidantes e citoprotectoras. O conteúdo fenólico total (TPC) foi medido utilizando o método Folin-ciocalteau e os flavonóides foram medidos por colorimetria. A capacidade antioxidante total foi expressa pelo VCEAC (capacidade antioxidante equivalente à vitamina C). A viabilidade celular foi medida utilizando o ensaio MTT (brometo de 3-4, dimetiltiazol-Z-il-2-5-difenil tetrazólio). Com base no TPC, as ervas foram divididas em 3 grupos: grupo com alto, médio e baixo teor fenólico. A camomila, a verbena-limão e o alecrim apresentaram o teor fenólico mais elevado. O chá preto, o jasmim e o funcho no grupo médio e o tomilho, o capim-limão, a alfazema e a hortelã-pimenta no grupo de baixo teor fenólico. A camomila, o chá preto e o alecrim apresentaram uma capacidade antioxidante muito elevada, o chá verde e a erva-limão situaram-se no grupo intermédio e o jasmim, o funcho, a alfazema e a hortelã-pimenta situaram-se no grupo baixo. A viabilidade celular aumentou com o tratamento com várias ervas. Em conclusão, pode sugerir-se que as ervas comuns têm uma TPC e uma atividade antioxidante mais elevadas e podem ser utilizadas para benefícios para a saúde (Yoo *et al.,* 2008).

As bebidas à base de ervas feitas a partir de ingredientes naturais estão a tornar-se populares, uma vez que contêm compostos como polifenóis, flavonóides, isoflavonas e glucosinolatos. Este trabalho teve como objetivo investigar o conteúdo fenólico, a atividade antioxidante e a antimutagenicidade de alguns extractos de água de ervas frequentemente consumidas pela população tailandesa. A atividade antioxidante do extrato de água foi testada através do ensaio DPPH e do ensaio FRAP. O teor fenólico total dos extractos de água foi determinado utilizando o reagente de Folin-ciocalteu e a antimutagenicidade foi determinada utilizando o teste de Ames. A percentagem de atividade de eliminação de radicais foi classificada (da maior para a menor) da seguinte forma: *Carthamus tinctorius L., Jubliang, Aegle marmelos, Chrysanthemum indicum, Hibiscus sabdariffa, Zingiber officinale, Cymbopogon citratus, Schefflera leucantha, Andrographis paniculata, Garcinia atroviridis*. Para o ensaio FRAP, a atividade de eliminação de radicais obtida para os extractos foi (da mais elevada para a mais baixa) *Jubliang, Hibiscus sabdariffa L., Chrysanthemum indicum L., Aegle marmelos L., Carthamus tinctorius L., Zingiber officinale ., Cymbopogon citratus ., Schefflera leucantha , Andrographis paniculata e Garcinia atroviridis*. O conteúdo fenólico total entre os diferentes extractos de ervas foi o seguinte: *Jubliang > Aegle marmelos L. > Chrysanthemum indicum L. > Hibiscus sabdariffa L. > Carthamus tinctorius L. > Schefflera leucantha > Cymbopogon citratus > Zingiber officinale > Andrographis paniculata > Garcinia* atroviridis . Foram utilizados sete extractos de *Aegle marmelos L., Andrographis paniculata, Chrysanthemum indicum L., Cymbopogon citratus , Hibiscus sabdariffa L., Jubliang* e *Zingiber officinale* com diferentes teores fenólicos ou atividade antioxidante para o ensaio antimutagénico. Este estudo demonstrou que as ervas consumidas na Tailândia tinham elevadas propriedades antioxidantes e antimutagénicas e que o seu consumo pode proteger contra os efeitos nocivos dos radicais livres (Kruawan e Kangsadalampai, 2006).

A atividade de eliminação de radicais do *Hibiscus* rosa-sinensis (flor) foi avaliada juntamente com a análise fitoquímica do extrato aquoso-etanólico. O teor total de flavonóides e fenólicos foi expresso em termos de equivalente de quercetina e catecol, respetivamente. As actividades antioxidantes foram avaliadas utilizando parâmetros como a eliminação do radical superóxido, a eliminação do peróxido de hidrogénio, a eliminação do óxido nítrico (NO) com BHA, BHT e ácido ascórbico como padrões. O potencial de eliminação de radicais do extrato foi de 60,4%, 36,3% e 48,5% no caso do radical superóxido, NO e $H O_{22}$, respetivamente a 500gg/ml. O extrato de hibisco inibiu 31% dos danos causados pela peroxidação lipídica e pela oxidação proteica a 500 g/ml. Os resultados revelaram que a atividade antioxidante pode ser devida à presença de compostos fenólicos e flavonóides (Ghaffar e El-Elaimy, 2012).

Este estudo avaliou as actividades antioxidante e antibacteriana das flores de hibisco utilizando extractos etanólicos e metanólicos. A atividade antioxidante foi realizada através do ensaio de eliminação de 1-2 difenil-2-picrilhidrazil (DPPH) e da inibição da oxidação do ácido linoleico, bem como do conteúdo total de flavonóides e fenólicos. Além disso, o potencial antibacteriano do extrato de hibisco foi estimado pelo método de difusão de disco em gel de ágar utilizando 3 agentes patogénicos: espécies de *E.coli,* estafilococos e bacilos. O extrato metanólico de hibisco apresentou um teor mais elevado de fenólicos e flavonóides em comparação com o extrato etanólico. A inibição da oxidação do ácido linoleico e a atividade de eliminação do DPPH também foram máximas no extrato metanólico. Os resultados revelaram que *o Hibiscus rosa-sinesis* pode ser utilizado como fonte de medicamentos para o tratamento de doenças relacionadas com o stress oxidativo (Khan *et al.,* 2014).

Numerosas espécies de plantas pertencentes ao género "Hibiscus" têm sido utilizadas desde a antiguidade para tratar muitas doenças devido às suas propriedades antifúngicas (Okwu *et al.,* 2007; Elmanama *et al.,* 2011), anti-inflamatórias (Trouillas *et al.,* 2003), antipiréticas (Umashanker e Shruti, 2011). O estudo contribui para a avaliação da atividade citotóxica da decocção da flor de *Hibiscus rosa sinensis. O Alium cepa* foi utilizado como modelo para testar a citotoxicidade da decocção. O tratamento com extrato de hibisco resultou numa diminuição do índice mitótico que levou a uma diminuição do crescimento da raiz tanto em termos de número como de comprimento em *A.cepa.* O extrato de hibisco não criou quaisquer aberrações nos cromossomas, mas resultou na inibição da formação de fibras do fuso, semelhante ao efeito causado pelas colchicinas. O resultado sugeriu que as flores de hibisco possuem factores anti-mitóticos (Ali, 2010).

O objetivo deste estudo foi avaliar a atividade antioxidante do *Hibiscus rosa-sinesis* num extrato etanólico aquoso a 80% utilizando vários parâmetros in-vitro como a atividade de eliminação do ácido 2,2-azino-bis(3-etilbenztiazolina)-6-sulfónico (ABTS), a atividade de eliminação do DPPH, a atividade de eliminação do peróxido de hidrogénio, a atividade de eliminação do tiocianato férrico e do anião superóxido. A maior atividade do extrato de hibisco contra o peróxido de hidrogénio e os radicais ABTS pode estar associada ao seu elevado teor de compostos fenólicos. *O Hibiscus rosa-sinensis* pode ser utilizado como uma fonte potencial para melhorar o stress oxidativo (Mandade *et al.,* 2011).

Foram analisadas as capacidades antioxidantes e a análise fitoquímica de nove variedades diferentes de espécies de hibisco. Os testes fitoquímicos do extrato metanólico e etanólico (das folhas) confirmaram a presença de diferentes taninos, alcalóides, hidratos de carbono, flavonóides, etc. A atividade antioxidante foi avaliada pelo ensaio DPPH em todas as nove variedades de hibisco. Observou-se que o extrato metanólico de pétalas brancas e cor-de-rosa e de pétalas amarelas apresentou uma atividade antioxidante máxima. Verificou-se que o metanol é um melhor solvente para extrair fitoquímicos e antioxidantes das folhas de hibisco em comparação com o etanol (Prasad, 2014).

A propriedade antioxidante do caule e das folhas da planta de hibisco (extractos metanólico e aquoso) foi examinada utilizando vários parâmetros, tais como o teor de açúcar, o ensaio DPPH, o NO, o peróxido de hidrogénio, o poder antioxidante redutor férrico (FRAP) e os ensaios de eliminação de superóxido. A análise fitoquímica do extrato de hibisco (caule e folhas) confirmou a presença de fenóis, hidratos de carbono, taninos e flavonóides. O teor máximo de flavonóides, fenóis e taninos estava presente no extrato metanólico das folhas. Os resultados mostraram que o extrato metanólico apresentava uma maior atividade antioxidante, o que pode ser atribuído à presença de mais flavonóides, fenóis e taninos em comparação com o extrato aquoso (Garg *et al.,* 2012).

A avaliação da atividade genotóxica do extrato metanólico das flores de hibisco foi feita através do teste do micronúcleo em ratos da estirpe balb/c. Foram recolhidos cinquenta e cinco ratos machos e divididos em cinco grupos: Tratados com ciclofosfamida (grupo 1), receberam apenas 200 mg de extrato (grupo 2), 400 mg de extrato (grupo 3), 200 mg de extrato mais ciclofosfamida 20 mg (grupo 4), 400 mg de extrato mais ciclofosfamida 20 mg (grupo 5). Foram efectuados testes de toxicidade aguda e de genotoxicidade nestes cinco grupos. Observou-se que nos grupos 3 e 4 não houve qualquer alteração, mas um aumento da dose de 1600 mg resultou numa mortalidade de 20% dos ratos. O pré-tratamento com o extrato de hibisco no grupo tratado com ciclofosfamida levou à redução da formação de eritrócitos policromáticos micronucleados nos grupos 4 e 5 em 61,64% e 67,80%, respetivamente. Por conseguinte, pode ser utilizado como um agente antigenotóxico (Singh *et al*, 2014).

Foi realizada uma avaliação do potencial antigenotóxico e antioxidante do extrato etanólico de *Hibiscus rosa sinensis* (flor). O extrato da flor mostrou uma atividade máxima de eliminação de 77,6%, 56,5% e 52,5% a 200pg/ml para DPPH, ABTS e NO, respetivamente. A inibição da peroxidação lipídica foi de 53,07% a 200pg/ml. O extrato também exibiu uma proteção convincente contra a genotoxicidade induzida pela ciclofosfamida, representando potenciais efeitos antigenotóxicos (Khatib *et al.*, 2009).

A investigação contribui para a avaliação da atividade antioxidante, da propriedade antibacteriana e da análise FTIR das espécies hibisco e *Cassia* (flores). A avaliação da propriedade antioxidante foi efectuada através de dois parâmetros: atividade de eliminação de DPPH e teste FRAP, seguido de análise fitoquímica. Para a análise antibacteriana, foi utilizado o método de difusão em disco de ágar. Os extractos de ambas as flores apresentaram propriedades antioxidantes promissoras. O extrato etanólico de *Cassia sps.* *apresentava* um elevado teor de fenólicos totais (TPC) e de flavonóides totais (TFC), o que demonstrou um maior potencial de eliminação do DPPH, enquanto o extrato aquoso de hibisco apresentava um elevado teor de taninos e de antocianinas, o que revelou um elevado poder redutor férrico. No que diz respeito à propriedade antimicrobiana, o extrato de hibisco (etanólico e aquoso) mostrou inibição de bactérias de origem alimentar. A análise FTIR de ambas as flores confirmou a presença de grupos funcionais quase idênticos e importantes. Os espectros de ambas as amostras mostraram picos no intervalo 3420-3429cm (Mak *et al.*, 2013).

Foi estudado o efeito das folhas de hibisco (extrato etanólico) na catarata (induzida por glucose) no cristalino de uma cabra. O cristalino de cabra foi obtido de um matadouro e depois de organizado em 6 grupos com 5 lentes em cada grupo. A incubação foi feita durante 72 horas em humor aquoso à temperatura ambiente com 55 mm de glucose (grupo de cataratogénese), dosagem de extrato de hibisco (1 mg, 1,5 mg, 2 mg), 5,5 mM de glucose (grupo negativo), enalapril (grupo de medicamento padrão). Foi avaliada a extensão da opacificação do cristalino. Os parâmetros incluídos para avaliação foram a atividade da superóxido dismutase (SOD), a atividade da catalase, o malondialdeído e as proteínas solúveis no cristalino. O tratamento do cristalino com extrato de hibisco diminuiu a opacidade, aumentou a superóxido dismutase (SOD) e a catalase, sugerindo a atividade anticatarata do extrato através da modulação de antioxidantes endógenos (Aziz *et al.*, 2015).

O extrato aquoso de hibisco (flores) foi injetado em ratos albinos machos para avaliar os efeitos imunomoduladores. Após o período de 15 dias, observou-se que houve um aumento de 0,6% nas células formadoras de placas, de 38,15% na concentração de anticorpos e de 52% na hipersensibilidade retardada. A cromatografia de camada fina de alto desempenho (HPTLC) revelou que o extrato apresentava a presença de flavonóides e alcalóides. Por conseguinte, os resultados apoiam a atividade imunomoduladora do extrato aquoso de *Hibiscus rosa sinensis* (Mishra *et al.*, 2012).

Foi realizado um estudo comparativo para determinar a atividade antioxidante de quatro cultivares de *Hibiscus rosa sinensis*. Estas cultivares diferem na cor das flores, ou seja, plantas com flores brancas, amarelas, cor-de-rosa e vermelhas. O método HPLC-DPPH é utilizado para avaliar o potencial antioxidante, o teor total de fenólicos e flavonóides foi estimado utilizando o método Folin-Ciocalteu e o método do cloreto de alumínio. O extrato metanólico de flores de hibisco de cores diferentes mostrou uma capacidade apreciável de eliminação de radicais. Foi revelado que a cultivar vermelha demonstrou a maior atividade antioxidante, seguida da amarela e da rosa e a menor da cultivar branca. O teor máximo de fenólicos e flavonóides também foi encontrado na cultivar vermelha (Sheth e De, 2012). Quatro plantas medicinais indianas tradicionalmente utilizadas, ou seja, *Acorus calamus* (rizoma), *Cucurbita maxima* (pétalas), *Hibiscus rosa-sinensis* (pétalas) e *Moringa oleifera* (folhas) foram avaliadas quanto às suas propriedades antioxidantes, antimicrobianas e anti-osteossarcoma. O extrato metanólico de todas estas plantas revelou potenciais propriedades antimicrobianas e antioxidantes, o que pode ser atribuído aos grupos flavonóides, fenólicos e alcalóides. Estes extractos foram altamente compatíveis com componentes sanguíneos, como demonstrado por ensaios de hemólise e agregação de eritrócitos. *A. calamus* e *M. oleifera* exibiram uma toxicidade pronunciada contra células de osteossarcoma MG-63 quando comparados com extractos de *C. maxima* e *H. rosa-sinensis*. Todos estes extractos vegetais brutos apresentaram uma toxicidade negligenciável contra as células HaCaT normais (Nayak *et al.,* 2016).

A administração oral de extrato metanólico de folhas *de Hibiscus rosa-sinensis* em ratos diabéticos induzidos por estetozotocina (STZ) apresentou efeitos antidiabéticos e hipolipidémicos. O aumento dos níveis de glicose plasmática, colesterol, aspartato aminotransferase (AST), alanina aminotransferase (ALT), ácido úrico, creatinina e malondialdeído hepático em ratos diabéticos foi reduzido após o tratamento com extrato de hibisco. Os efeitos histo-patológicos causados pela STZ no fígado e nos rins também foram melhorados após o tratamento com extrato de hibisco (Zaki *et al.,* 2017).

MATERIAIS E MÉTODOS

PRODUTOS QUÍMICOS NECESSÁRIOS:

Teste de eliminação de DPPH: Metanol, DPPH, ácido ascórbico (padrão).

Ensaio de eliminação de ABTS: ABTS, metanol, per sulfato de sódio, ácido ascórbico (padrão).

Ensaio de eliminação de óxido nítrico: Nitroprussiato de sódio, hidrogenofosfato de sódio, di-hidrogenofosfato de sódio, cloreto de sódio, sulfanilamida, dicloridrato de naftiletilenodiamina, ácido ascórbico (padrão).

Ensaio de peroxidação lipídica: Sulfato ferroso, ácido tricloroacético (TCA), ácido clorídrico, tampão fosfato salino, hidroxitolueno butilado (BHT).

Teor total de fenólicos e flavonóides: Carbonato de sódio, Reagente de Folin-ciocalteu, Ácido gálico, Cloreto de almúnio, Quercetina, Metanol, Acetato de potássio.

RECOLHA E PREPARAÇÃO DE AMOSTRAS:

As flores frescas de hibisco foram recolhidas no mês de fevereiro do jardim de ervas da Lovely professional university, Phagwara. Todas as flores foram colocadas numa incubadora a 55°C durante 4 horas. As flores secas (4 g) foram adicionadas a um copo com 100 ml de água e deixadas em infusão durante cerca de 10 min. a 9095°C. Depois disso, a amostra foi filtrada através de um funil utilizando papel de filtro Whatman. O filtrado foi utilizado para estudos posteriores.

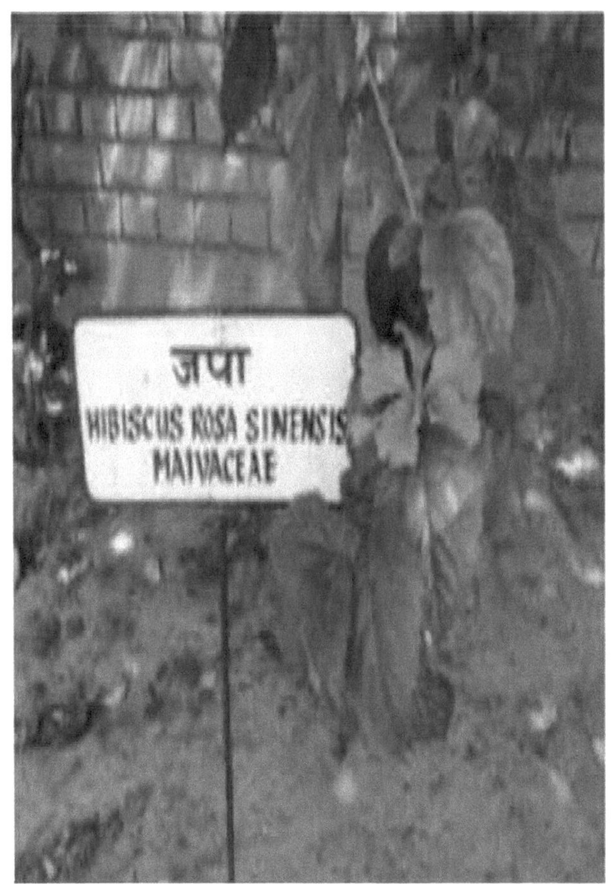

Figura 1: Planta de hibisco

ESQUEMA DO PROCEDIMENTO DE RECOLHA E PREPARAÇÃO DAS AMOSTRAS

Fresh flowers collected

⇩

Flowers dried in incubator at 55°C for 4hrs.

⇩

4gm of dried flowers added into beaker containing 100ml of DW

⇩

Place the beaker in hot mantle and steep for 10 min. at 90-95°C

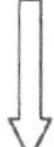

⇩

Filter the sample and use filtrate for further study

Capítulo 1

ESTUDO DE ESCAVAMENTO RADICAL DPPH (Zhu *et al.*, 2006)

O DPPH é uma molécula estável de radicais livres. Baseia-se na redução do DPPH estável depois de aceitar o hidrogénio de um composto antioxidante. A atividade de eliminação de radicais do chá de Hibiscus foi determinada com a ajuda de um espetrómetro. Foi preparada uma solução 0,1 mM de DPPH em 50 ml de metanol. A densidade ótica (DO) da solução de DPPH foi fixada entre 0,8-1 diluindo-a com metanol a 50%. Foram adicionadas diferentes concentrações de chá de hibisco a cada 2 ml de solução de DPPH. Após 30 minutos de incubação, a mudança de cor de púrpura para amarelo foi medida a 520nm utilizando um espetrofotómetro. A água destilada (DW) foi utilizada como branco e 2 ml de solução de DPPH foram utilizados como controlo. A experiência foi efectuada em triplicado. A atividade de eliminação de radicais foi calculada utilizando a seguinte relação:

$$\% \text{ de atividade de limpeza} = \frac{A520 \text{ (controlo)} - A520 \text{ (amostra)} \times 100}{A520 \text{ (controlo)}}$$

O ácido ascórbico foi utilizado como padrão numa concentração de 10-40qg/ml.

ESTUDO DE ESCAVAMENTO RADICAL ABTS (Re *et al.*, 1999)

Este ensaio baseia-se na capacidade de diferentes substâncias para eliminar o 2, 2'- azino-bis (ácido etilbenztiazolina-6-sulfónico) ABTS em comparação com um padrão (ácido ascórbico) a uma concentração de 10-40qgml. O radical catião foi preparado misturando uma solução de reserva de ABTS a 7 mM (36 mg de ABTS em 100 ml de água destilada) com per sulfato de potássio a 2,4 mM (57 mg de per sulfato de sódio em 100 ml de água destilada) numa proporção de 1:1. Em seguida, colocar a mistura durante 16 horas no escuro à temperatura ambiente. A densidade ótica (DO) da solução de ABTS foi fixada entre 0,8 e 1. Foram adicionadas diferentes concentrações de chá de hibisco a cada 2 ml de solução de ABTS. Após 30 minutos de incubação, a absorvância foi verificada a 745 nm. A atividade antioxidante das amostras de teste foi calculada utilizando a seguinte equação:

% de atividade de limpeza =A520   (controlo) - A520 (amostra)

-------------------------------- x 100

A520 (controlo)

ESTUDO DE ESCAVADURA COM ÓXIDO NÍTRICO (Shirwaikar *et al.*, 2006)

Foram adicionados 2 ml de nitroprussiato de sódio (10mM) aos tubos de ensaio, seguidos de 0,1 ml de solução tampão de fosfato padrão (1M, pH 7,4) e incubados a 37°C durante 30 minutos com diferentes concentrações de chá de hibisco. Após a incubação, foi adicionado 0,5 ml de reagente de griess (1% de sulfanilamida, 2% de ácido O-fosfórico e 0,1% de NEDA). Na presença de oxigénio, o óxido nítrico forma nitritos e nitratos, que podem ser medidos pelo reagente de Griess. A absorvância foi registada a 546nm. O DW foi utilizado como branco.

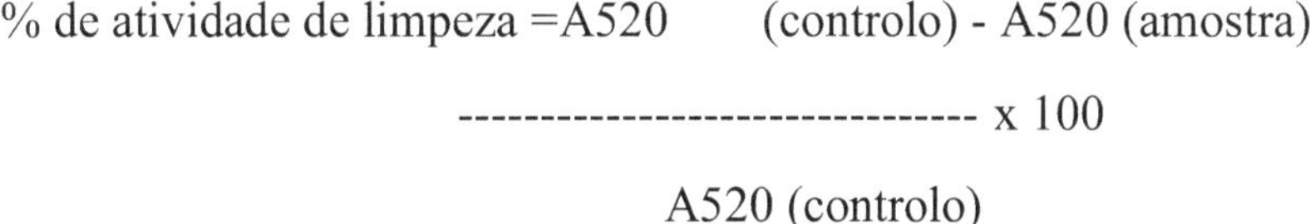

% de atividade de limpeza =A520   (controlo) - A520 (amostra)

-------------------------------- x 100

A520 (controlo)

ENSAIO DE PEROXIDAÇÃO LÍPIDA (Ohkawa *et al.*, 1979)

O fígado fresco de galinha foi recolhido e mantido em solução salina tamponada com fosfato (PBS) fria ou refrigerada até à sua utilização. Foram cortadas fatias finas com um bisturi esterilizado. Foram colocados 0,8 g de fígado em 2 ml de PBS, homogeneizados com um homogeneizador e centrifugados. O sobrenadante obtido após a centrifugação foi utilizado para este ensaio. Foram adicionadas várias concentrações de chá de Hibiscus a cada 0,5 ml de homogenato de fígado (sobrenadante). Foram estabelecidos controlos adequados. A mistura de 0,5 ml de homogenato de fígado, diferentes concentrações de chá de Hibiscus e 100 pl de FeSO4 foi incubada a 37º C durante 30 minutos. Após a incubação, 2 ml de misturas de TBA: TCA: HCl foram adicionados a esta mistura e foram mantidos em banho-maria durante 20 minutos a 100OC. Depois arrefeceu-se, centrifugou-se e a absorvância do sobrenadante foi determinada a 532 nm.

A percentagem de inibição foi calculada pela fórmula:

% de atividade de limpeza = A520 (controlo) - A520 (amostra)   x 100

A520 (controlo)

ENSAIO DE FENÓLICOS TOTAIS E FLAVONÓIDES

Extração da amostra para TPC e TFC

1 ml de chá de hibisco foi dissolvido em 5 ml de metanol a 70% e mantido a 70°C durante 10 minutos. Depois de arrefecer à temperatura ambiente, centrifugou-se o extrato a 10.000 rpm durante 10 minutos. Agora, coloque o sobrenadante noutro tubo de centrifugação. Repita novamente a etapa de extração com esse sobrenadante. Por fim, retire o sobrenadante e ajuste o volume a 10 ml com metanol a 70% frio.

Determinação do teor de fenólicos totais (Singleton *et al.*, 1999)

O teor de polifenóis totais (TPC) foi determinado utilizando o ácido gálico como padrão. Chá de hibisco (0,1 ml) misturado com 2,5 ml de reagente Folin-ciocalteau 0,2N. Após 5 minutos, foram adicionados 2,0 ml de carbonato de sódio a 7,5%. A absorvância da reação foi medida a 765 nm após 30 minutos de incubação a 37 °C. A curva padrão foi preparada com uma solução de 20-100pg/ml de ácido gálico em metanol. O teor de fenólicos totais foi medido em referência à curva de ácido gálico

Determinação do teor de flavonóides totais (Bag e Devi, 2015)

O teor total de flavonóides foi medido pelo método do cloreto de alumínio. 0,5 ml de chá de Hibiscus foi misturado com 1,5 ml de metanol, 0,1 ml de cloreto de alumínio a 10%, 0,1 ml de acetato de potássio 1 M e 2,8 ml de água destilada. A solução foi incubada a 37°C durante 30 minutos. A absorvância da mistura foi medida a 415 nm. Os teores totais de flavonóides foram calculados a partir da curva padrão obtida a partir da quercetina. A curva padrão foi preparada com uma concentração de 2,5 a 10pg/ml de quercetina.

ANÁLISE ESTATÍSTICA

Os dados foram expressos como média ± S.D. para leituras em triplicado. As comparações estatísticas foram efectuadas através de uma análise de variância (ANOVA) de uma via, seguida do teste de diferença honestamente significativa de Tukey, utilizando o software SPSS (versão 18). Se os *valores de p* forem iguais ou inferiores a 0,05, os resultados serão considerados estatisticamente significativos.

RESULTADOS E DISCUSSÃO

Os chás de ervas representam uma parte importante da medicina herbal, uma vez que são uma fonte rica em muitos antioxidantes. *O Hibiscus rosa sinensis* tem feito parte da medicina tradicional para o tratamento de várias doenças. Este trabalho contribui para a avaliação do potencial antioxidante e para a quantificação do teor de flavonóides e fenólicos na infusão de ervas preparada a partir de flores de hibisco.

ACTIVIDADE DE ELIMINAÇÃO DO RADICAL DPPH

O DPPH é um radical azul-púrpura estável que tem um eletrão de valência não emparelhado num átomo da ponte de azoto (Eklund *et al.*, 2005). O efeito de eliminação do chá de hibisco no radical DPPH foi considerado dependente da dose. A atividade de limpeza do chá de hibisco no radical DPPH aumentou com o aumento da concentração de 36,63-70,46% a 40-160)pg/ml (Fig.2, tabela1 e 2).

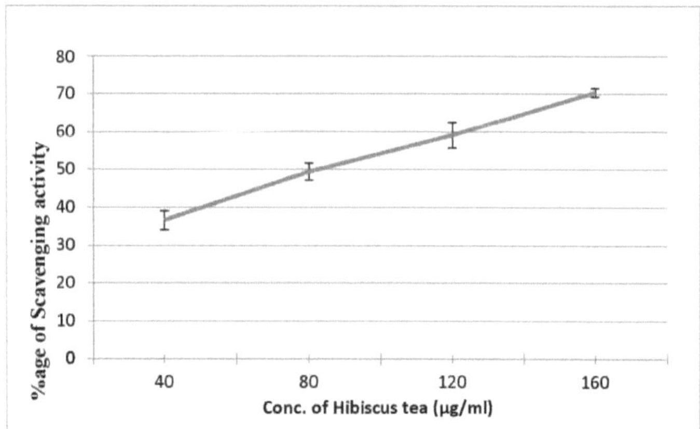

Figura 2: Eliminação do radical DPPH pelo chá de hibisco (média ± sd, n=3).

Tabela 1: Atividade de eliminação do radical DPPH do chá de hibisco.

CONCENTRAÇÃO(|ig/ml)	% DE ACTIVIDADE DE
40	36.63±2.51[a]
80	49.42±2.22[b]
120	59.10±3.39[c]
160	70,46±1.11[d]

Cada valor foi expresso como média±sd (n=3)Va ues dentro da coluna que não partilham letras sobrescritas comuns (a-d) indicam diferença estatisticamente significativa a (p<0,05).

Tabela 2: Comparações múltiplas para a atividade de eliminação de DPPH de diferentes concentrações de chá de hibisco utilizando o teste de Tukey.

(I) VAR00001	(J) VAR00001	Diferença média (I-J)	Erro Std.	Sig.	Intervalo de confiança de 95%	
					Limite inferior	Limite superior
HT10	HT20	-12.7880*	2.00062	.001	-19.1947	-6.3813
	HT30	-22.4654*	2.00062	.000	-28.8721	-16.0588

	HT40	-33.8326*	2.00062	.000	-40.2392	-27.4259
HT20	HT10	12.7880*	2.00062	.001	6.3813	19.1947
	HT30	-9.6774*	2.00062	.006	-16.0841	-3.2707
	HT40	-21.0445*	2.00062	.000	-27.4512	-14.6379
HT30	HT10	22.4654*	2.00062	.000	16.0588	28.8721
	HT20	9.6774*	2.00062	.006	3.2707	16.0841
	HT40	-11.3671*	2.00062	.002	-17.7738	-4.9604
HT40	HT10	33.8326*	2.00062	.000	27.4259	40.2392
	HT20	21.0445*	2.00062	.000	14.6379	27.4512
	HT30	11.3671*	2.00062	.002	4.9604	17.7738

Chá de hibisco (HT) HT 10=40pg/ml, HT20=80pg/ml, HT30=120pg/ml, HT40=160pg/ml.
***A diferença média é significativa ao nível de 0,05.**

A interação dos antioxidantes com o DPPH resulta na transferência de electrões para o DPPH e a sua cor muda de púrpura para amarelo, medida a 520nm. De acordo com relatórios anteriores, o extrato etanólico de *Hibiscus rosa sinensis* (flor) mostrou 77,6% de inibição do radical livre DPPH a 200pg/ml (Khatib *et al.*, 2009). Foi referido que o extrato aquoso de partes aéreas de *Hibiscus rosa sinensis* (caule e folhas) apresentou uma atividade antioxidante mais pronunciada em comparação com o extrato metanólico (Garg *et al.*, 2012). No presente estudo, os valores de IC50 para o chá de hibisco foram de 69pg/ml em comparação com o ácido ascórbico, que demonstrou um valor de IC50 igual a 8,43pg/ml.

ACTIVIDADE DE ELIMINAÇÃO DE RADICAIS ABTS:

O teste de descoloração ABTS foi efectuado para avaliar o potencial antioxidante do chá de hibisco. A descoloração do radical ABTS deveu-se à reação entre os antioxidantes e o radical ABTS. O efeito de limpeza do chá de hibisco no radical ABTS foi considerado dependente da dose. No presente trabalho, a percentagem de inibição do radical ABTS aumentou com o aumento da concentração de chá de hibisco de 44,26-83,86% a 80-

320pg/ml (Figura 3, tabela 3 e 4).

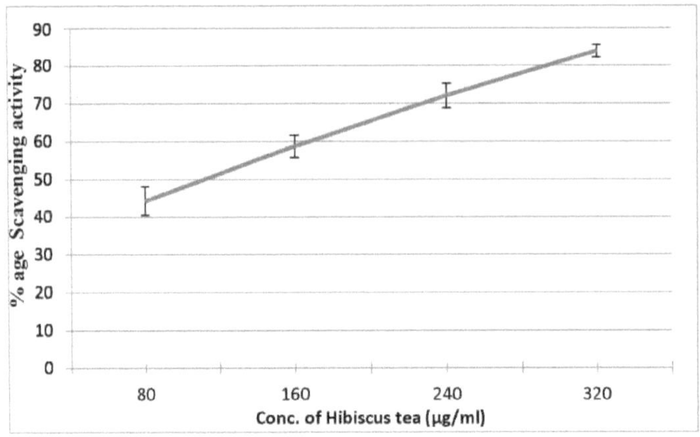

Figura 3: Atividade de eliminação do radical ABTS do chá de hibisco (média ± sd, n=3).

Tabela 3: Atividade de eliminação do radical ABTS do chá de hibisco.

CONCENTRAÇÃO (pg/ml)	% DE ACTIVIDADE DE LIMPEZA
80	44.26 ± 3.77^{a}
160	58.70 ± 2.95^{D}
240	72.07 ± 3.25^{C}
320	83.86 ± 1.68^{a}

Cada valor foi expresso como média±sd (n=3). Os valores dentro da coluna que não partilham letras sobrescritas comuns (a-d) indicam diferenças estatisticamente significativas a (p<0,05).

Tabela 4: Comparações múltiplas para a atividade de eliminação de ABTS de diferentes concentrações de chá de hibisco utilizando o teste de Tukey.

(I) VAR00 001	(J) VAR00 001	Diferença média (I-J)	Erro Std.	Sig.	Intervalo de confiança de 95%	
					Limite inferior	Limite superior
HT10	HT20	-14.4389^{*}	2.46405	.002	-22.3297	-6.5482
	HT30	-27.8053^{*}	2.46405	.000	-35.6960	-19.9145
	HT40	-39.6040^{*}	2.46405	.000	-47.4947	-31.7132

HT20	HT10	14.4389*	2.46405	.002	6.5482	22.3297
	HT30	-13.3663*	2.46405	.003	-21.2571	-5.4756
	HT40	-25.1650*	2.46405	.000	-33.0558	-17.2743
HT30	HT10	27.8053*	2.46405	.000	19.9145	35.6960
	HT20	13.3663*	2.46405	.003	5.4756	21.2571
	HT40	-11.7987*	2.46405	.006	-19.6894	-3.9079
HT40	HT10	39.6040*	2.46405	.000	31.7132	47.4947
	HT20	25.1650*	2.46405	.000	17.2743	33.0558
	HT30	11.7987*	2.46405	.006	3.9079	19.6894

Chá de hibisco (HT) HT 10=80gg/ml, HT20=160gg/ml, HT30=240gg/ml,HT40=320gg/ml.
*A diferença média é significativa ao nível de 0,05.

O ABTS é um catião colorido instável gerado pela oxidação do ABTS com persulfato de potássio, e o nível de monocação é reduzido na presença de antioxidantes que levam à descoloração, que pode ser medida espectrofotometricamente (Ferri *et al.*, 2013). Em estudo anterior, foi relatado que o extrato etanólico aquoso a 80% de *Hibiscus rosa sinensis* exibiu 89,2% de inibição do radical ABTS na concentração 60pg/ml (Mandade *et al.*, 2011). No presente trabalho, o extrato aquoso de chá de hibisco apresentou um IC50 de 97,80pg/ml e o IC50 do ácido ascórbico foi calculado como 6,39pg/ml.

ACTIVIDADE DE ELIMINAÇÃO DO RADICAL ÓXIDO NÍTRICO:

O ensaio de eliminação do óxido nítrico é utilizado como modelo para determinar a capacidade das amostras de chá contra as espécies reactivas de azoto. Os iões de nitrito são formados como resultado da interação do oxigénio com o óxido nítrico gerado a partir do nitroprussiato de sódio a um pH fisiológico. O óxido nítrico é um radical livre, a sua produção excessiva pode levar à formação de moléculas potencialmente citotóxicas, como o peroxinitrito (Bryan *et al.*, 2017). Uma comparação entre vários chás de ervas e o chá verde mostrou actividades de remoção de NO pela seguinte ordem: chá verde > alecrim, osmanthus doce, rosa e lavanda > jasmim, erva-limão e margarida (Tsai *et al.*, 2007).

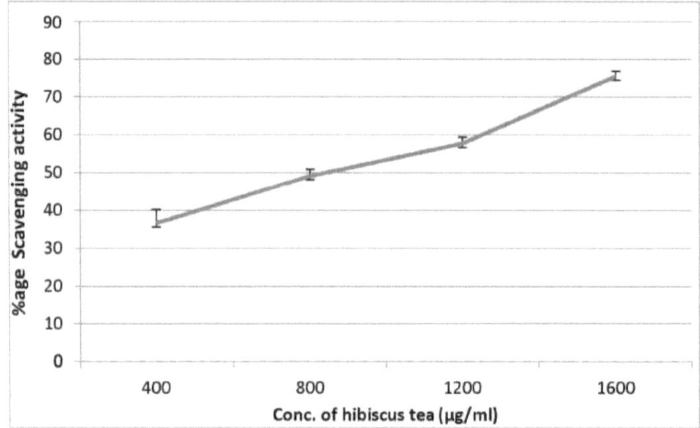

Figura 4: Atividade de eliminação do radical óxido nítrico do chá de hibisco (média ± sd, n = 3).

Tabela 5: Atividade de eliminação do radical óxido nítrico do chá de hibisco.

CONCENTRAÇÃO(µg/ml)	% DE ACTIVIDADE DE
400	36.62 ± 3.7^{a}
800	49.12 ± 1.85^{b}
1200	57.75 ± 1.7^{C}
1600	75.45 ± 1.39^{d}

Cada valor foi expresso como média ±sd (n=3).Os valores dentro da coluna que não partilham letras sobrescritas comuns (a-d) indicam diferença estatisticamente significativa a (p<0,05).

(I) VAR00 VAR00	001001	Diferença média (I-J)	Erro Std.	Sig.	Intervalo de confiança de 95%	
					Limite inferior	Limite superior
HT100	HT150	-8.6367*	1.91687	.009	-14.7751	-2.4982
	HT200	-26.3367*	1.91687	.000	-32.4751	-20.1982
	HT50	12.5000*	1.91687	.001	6.3615	18.6385
HT150	HT100	8.6367*	1.91687	.009	2.4982	14.7751
	HT200	-17.7000*	1.91687	.000	-23.8385	-11.5615
	HT50	21.1367*	1.91687	.000	14.9982	27.2751
HT200	HT100	26.3367*	1.91687	.000	20.1982	32.4751
	HT150	17.7000*	1.91687	.000	11.5615	23.8385
	HT50	38.8367*	1.91687	.000	32.6982	44.9751
HT50	HT100	-12.5000*	1.91687	.001	-18.6385	-6.3615
	HT150	-21.1367*	1.91687	.000	-27.2751	-14.9982
	HT200	-38.8367*	1.91687	.000	-44.9751	-32.6982

Hibiscus tea(HT);HT50=400gg/ml,HT100=800gg/ml,HT=1200gg/ml,HT=1600ggml.
***A diferença média é significativa ao nível de 0,05.**

Um relatório anterior sugeriu que a percentagem de inibição do radical óxido nítrico pelo extrato etanólico aquoso a 70% e pelo extrato etanólico estava na gama (5,236,3%) e 52,5% na concentração (25-500) ^g/ml e 200^g/ml respetivamente (Ghaffar e El-elaimy, 2012). No presente trabalho, o chá de hibisco mostrou a eliminação do radical NO de 36,62% a 400^g/ml a 75,45% a 1600^g/ml. O IC50 do chá de hibisco foi calculado como 643,53 ^g/ml em comparação com o ácido ascórbico (padrão), que mostrou IC50 de 7,3^g/ml.

Capítulo 2

ENSAIO DE PEROXIDAÇÃO LIPÍDICA

A peroxidação lipídica afecta o sabor, a textura, a cor e o valor nutricional dos alimentos (Balu *et al.*, 2005). Trata-se da degradação oxidativa de ácidos gordos polinsaturados com ligações C=C, em que os radicais livres "roubam" electrões, provocando danos nas membranas. Os radicais livres induzem a peroxidação lipídica em zonas ricas em lípidos polinsaturados, como o fígado e o cérebro (Coyle e Puttfarcken, 1993). A atividade antiperoxidação lipídica do chá de hibisco aumentou com o aumento da concentração de 23,59% a 40^g/ml para 69,77% a 160^g/ml (figura 5). Os valores IC50 do chá de hibisco foram calculados como sendo 88,34^g/ml e para o BHT (padrão) foi calculado como sendo 3,72^g/ml. Comparações múltiplas de diferentes concentrações de chá de hibisco para inibição da oxidação lipídica (figura 5, tabela 7 e 8).

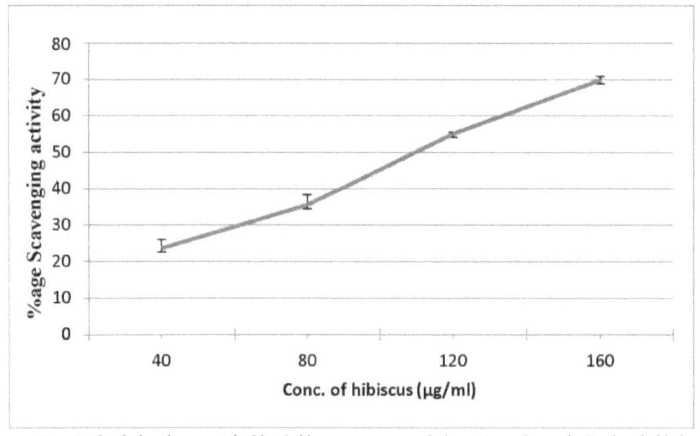

Figura 5: Atividade anti-lipídica por oxidação do chá de hibisco (média ± sd, n = 3).

Tabela 7: Atividade anti-lipídica por oxidação do chá de hibisco.

CONCENTRAÇÃO(|ig/ml)	% DE ACTIVIDADE DE

40	23.59 ± 2.44^a
80	35.48 ± 2.79^b
120	55.06 ± 0.46^c
160	69.77 ± 1.08^d

Cada valor foi expresso como média±sd (n=3). Os valores dentro da coluna que não partilham letras sobrescritas comuns (a-d) indicam diferenças estatisticamente significativas a (p<0,05).

Tabela 8: Comparações múltiplas para a atividade de eliminação da peroxidação lipídica de diferentes concentrações de chá de hibisco utilizando o teste de Tukey.

(I) VAR00 001001	(J) VAR00	Diferença média (I-J)	Erro Std.	Sig.	Intervalo de confiança de 95%	
					Limite inferior	Limite superior
HT10	HT20	-11.8911*	1.58890	.000	-16.9793	-6.8029
	HT30	-31.4709*	1.58890	.000	-36.5591	-26.3826
	HT40	-46.1796*	1.58890	.000	-51.2678	-41.0913
HT20	HT10	11.8911*	1.58890	.000	6.8029	16.9793
	HT30	-19.5798*	1.58890	.000	-24.6680	-14.4915
	HT40	-34.2884*	1.58890	.000	-39.3767	-29.2002
HT30	HT10	31.4709*	1.58890	.000	26.3826	36.5591
	HT20	19.5798*	1.58890	.000	14.4915	24.6680
	HT40	-14.7087*	1.58890	.000	-19.7969	-9.6205
HT40	HT10	46.1796*	1.58890	.000	41.0913	51.2678
	HT20	34.2884*	1.58890	.000	29.2002	39.3767
	HT30	14.7087*	1.58890	.000	9.6205	19.7969

Hibiscus tea(HT);HT50=400gg/ml,HT100=800gg/ml,HT=1200gg/ml,HT=1600ggml.
***A diferença média é significativa ao nível de 0,05.**

O potencial do chá de hibisco para inibir os radicais livres revela que este possui compostos que podem atuar como dadores de electrões (Kumar & Singh *et al,* 2002). Foi relatado anteriormente que 500^g/ml de extrato etanólico aquoso a 70% de folhas de hibisco inibem 31% da peroxidação lipídica (Ghaffar e El-Elaimy, 2012). Resultados anteriores sugeriram que as flores de hibisco inibiam a peroxidação lipídica de 53,07% a 200^g/ml (Khatib *et al.*, 2009).

Capítulo 3

IC$_{50}$ VALORES DO CHÁ DE HIBISCO EM DIFERENTES ENSAIOS ANTIOXIDANTES:

Os ensaios como DPPH, ABTS, óxido nítrico e peroxidação lipídica, utilizados para determinar a capacidade de eliminação do chá de hibisco, mostraram variações nos valores IC$_{50}$ como 69,00pg/ml, 97,80pg/ml, 643,53pg/ml e 88,34pg/ml, respetivamente (Tabela 9). Observa-se claramente que o chá de hibisco demonstrou o ic50 mais baixo ou o potencial de eliminação mais elevado contra o radical DPPH, seguido pela atividade antiperoxidação lipídica, a eliminação do radical ABTS e o mínimo para a eliminação do radical nitrito.

Tabela 9: Diferentes testes e respectivos valores de IC$_{50}$.

Testes diferentes	IC50 (Rg/ml)
DPPH	69.00
ABTS	97.80
Óxido Nítrico	643.53
Peroxidação lipídica	88.34

TEOR DE FENÓLICOS TOTAIS:

A capacidade de eliminação de radicais livres dos fenólicos deve-se geralmente às suas propriedades redox que podem desempenhar um papel vital na neutralização dos radicais livres, extinguindo o oxigénio singlete e triplete ou peróxidos em decomposição (Sravanthi *et al.*, 2014). O TPC do chá de hibisco foi determinado pelo ensaio de Folin-ciocalteau. O TPC no chá de hibisco foi calculado como sendo 14±1,95mgGAE/g us com um valor de coeficiente de determinação (R^2) do composto fenólico padrão igual a 0,966. (Fig. 6, Tabela 9). Foi relatado que o extrato etanólico aquoso a 70% de folhas de hibisco possui 48,4±1,03mg- equivalentes de catecol/g de extrato fenólico (Ghaffar e El-Elaimy, 2012). Uma investigação anterior mostrou que o extrato etanólico aquoso a 80% de *Hibiscus rosa sinensis* possui 49,44 mg/g de equivalente de ácido tânico (Mandade *et al.*, 2011). No presente estudo, verificou-se que o conteúdo fenólico total do chá de hibisco foi calculado como sendo (14±1,95mgGAE/g).

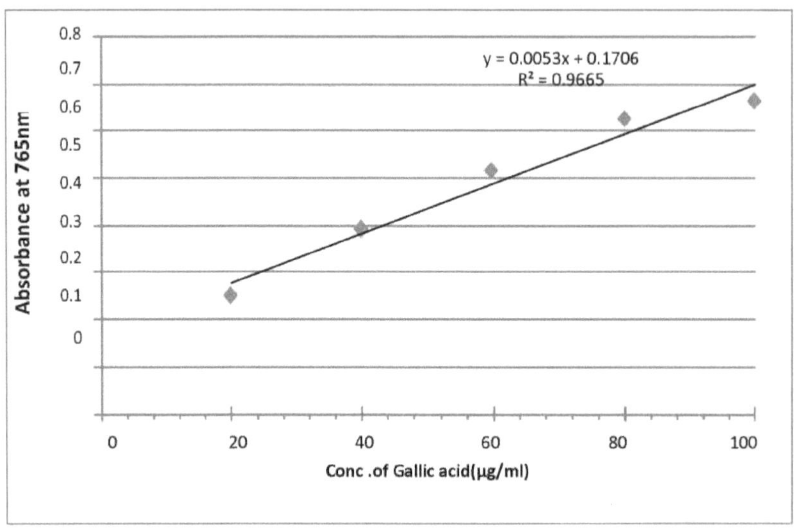

Figure 6: Standard calibration curve of gallic acid

TEOR TOTAL DE FLAVONÓIDES:

Os flavonóides são os compostos que pertencem ao grupo dos polifenólicos, com estrutura e caraterísticas químicas diversas, que se encontram omnipresentes nas plantas (Bijak *et al.*, 2014). Os flavonóides ocorrem naturalmente em flores, frutos, legumes e bebidas como o chá e o vinho, tendo sido identificados mais de 4000 flavonóides estruturalmente únicos em diferentes fontes vegetais (www.uleth.ca). As plantas e especiarias que contêm flavonóides têm sido historicamente utilizadas na medicina tradicional oriental (Yao *et al*, 2004). Os flavonóides demonstraram atividade antioxidante devido aos grupos hidroxilo neles presentes (Rice-Evans *et al.*, 1996). O teor total de flavonóides foi registado como equivalente de quercetina/g de peso seco da flor de hibisco. Foi obtida uma curva padrão de diferentes concentrações de quercitina com (R^2) igual a 0,981 (fig. 7, Tabela 9). Um relatório anterior sugeriu que o extrato aquoso-etanólico de hibisco a 80% tem um teor de flavonóides de 4,8 mgQE/g (Mandade *et al.,* 2011). Verificou-se que o extrato etanólico aquoso a 70% das folhas de hibisco possui 26,26±1,1mgQE/g (Ghaffar e El-Elaimy, 2012). Na investigação atual, o teor total de flavonóides do chá de hibisco foi de 2,15 mgQE/g.

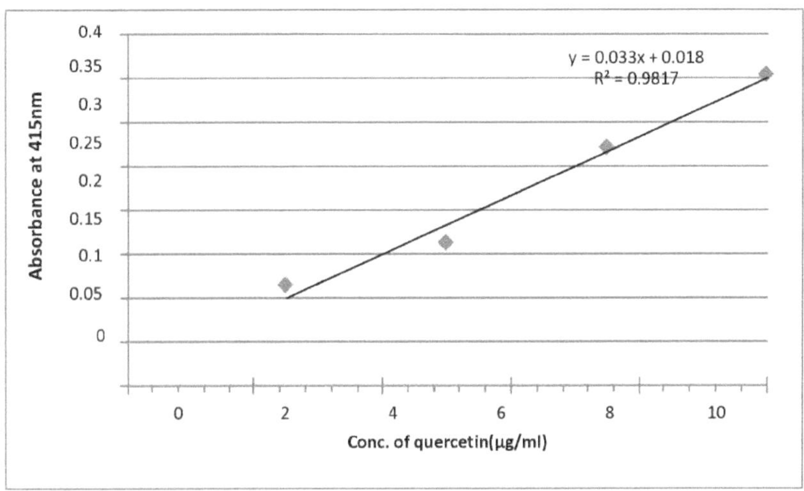

Figura 7: Curva de calibração padrão da quercitina.

Quadro 10: Teor total de fenólicos e flavonóides do chá de hibisco.

Teor de fenólicos totais g $g^{(m/)}$	Teor total de flavonóides $^{(m}g\ g^{/)}$
14 ± 1.95	2.15 ± 0.05

Cada valor foi expresso como média±sd (n=3).

A maioria dos estudos anteriores relatou um maior potencial antioxidante do *Hibiscus rosa sinensis* em comparação com a infusão de hibisco que foi utilizada no presente estudo, o que se deve ao facto de estes estudos terem sido realizados com os extractos metanólicos/etanólicos desta planta.

Embora os dados obtidos para a infusão de hibisco tenham mostrado uma menor atividade de eliminação de radicais, forneceram informações sobre a utilização da infusão de hibisco como fonte de antioxidantes.

CONCLUSÃO

Os radicais livres causam stress oxidativo que se torna a causa de muitas doenças como o envelhecimento, diabetes, condições inflamatórias, etc. A planta de hibisco tem sido parte da medicina tradicional com inúmeros benefícios para a saúde. A planta do hibisco pode ser facilmente cultivada em vasos em casa. O chá preparado a partir de flores de hibisco é económico e tem a vantagem de ter menos cafeína. A atividade antioxidante do chá de hibisco foi avaliada utilizando vários ensaios. Os valores IC50 do chá de hibisco para ensaios antioxidantes como DPPH, ABTS, NO e peroxidação anti-lipídica foram 69, 97,80, 643,53 e 88,34pg/ml, respetivamente. A análise fitoquímica mostrou uma quantidade apreciável de conteúdo fenólico (14mgGAE/g) e flavonoide (2,15mgQE/g) que pode ser responsável pelo seu potencial antioxidante. Estes resultados sugerem que o chá ou infusão de hibisco pode ser utilizado como fonte de antioxidantes e pode ajudar na prevenção de doenças crónicas associadas ao stress oxidativo.

BIBLIOGRAFIA

Afiune, L.A.F., Leal-Silva, T., Sinzato, Y.K., Moraes-Souza, R.Q., Soares, T.S., Campos, K.E., Fujiwara, R.T., Herrera, E., Damasceno, D.C. e Volpato, G.T., (2017). Efeitos benéficos do extrato aquoso de flores de Hibiscus rosa-sinensis L. em ratas grávidas com diabetes. *PloS one, 12(6),* e0179785.

Ali, O. (2010). Citotoxicidade do extrato de flor de Hibiscus rosa-sinensis. *Caryologia, 63(2),* 157- 161.

Anastasaki, E., Zoumpopoulou, G., Astraka, K., Kampoli, E., Skoumpi, G.,

Papadimitriou, K., Tsakalidou, E. e Polissiou, M., (2017). Análise fitoquímica e avaliação das propriedades antioxidantes e antimicrobianas de ervas selecionadas cultivadas na Grécia. *Industrial Crops and Products, 108,* 616628.

Atoui, A.K., Mansouri, A., Boskou, G. e Kefalas, P., (2005). Chá e infusões de ervas: a sua atividade antioxidante e perfil fenólico. *Química alimentar, 89*(1), 27-36.

Aziz, S., Konwar, M. & Das, S. (2015). Atividade anticatarata in-vitro de hibiscus rosa-sinensis linn em lentes de cabra. *Jornal Internacional de Farmácia e Ciências Farmacêuticas* 7(5), 334-336.

Bag, G. C., & Devi, P. G. (2015). Avaliação do conteúdo total de flavonóides e atividade antioxidante do extrato metanólico de rizoma de três espécies de Hedychium do vale de Manipur. *Revista Internacional de Revisão e Pesquisa em Ciências Farmacêuticas, 30*(1), 154-159.

Bahmani, M., Rafieian-Kopaei, M., Hassanzadazar, H., Saki, K., Karamati, S.A. e Delfan, B., (2014). Uma revisão sobre os mais importantes medicamentos anti-helmínticos à base de plantas e sintéticos. *Revista de medicina tropical da Ásia-Pacífico, 7,* S29-S33.

Balu, M., Sangeetha, P., Haripriya, D., & Panneerselvam, C. (2005). Rejuvenescimento do sistema antioxidante no sistema nervoso central de ratos idosos por extrato de semente de uva. *Neuroscience letters, 383*(3), 295-300.

Baranova, V. S., Rusina, I. F., Guseva, D. A., Prozorovskaia, N. N., Ipatova, O. M., & Kasaikina, O. T. (2011). A atividade antirradicalar de extratos vegetais e combinações preventivas saudáveis desses exrtatos com o complexo fosfolipídico. *Biomeditsinskaia khimiia, 58*(6), 712-726.

Bijak, M., Ponczek, M. B., & Nowak, P. (2014). Compostos polifenólicos pertencentes a flavonóides inibem a atividade do fator de coagulação X. *Revista internacional de macromoléculas biológicas, 65,* 129-135.

Block, K.I. e Mead, M.N., (2003). Immune system effects of echinacea, ginseng, and astragalus: a review. *Integrative cancer therapies, 2*(3), 247-267.

Bryan, N. S., & Lancaster Jr, J. R. (2017). Sinalização de óxido nítrico na saúde e na doença. Em *Nitrito e Nitrato na Saúde e Doença Humana* (pp. 165-178). Springer International Publishing.

Cai, Y., Luo, Q., Sun, M., & Corke, H. (2004). Atividade antioxidante e compostos fenólicos de 112 plantas medicinais tradicionais chinesas associadas a anticancerígenos. *Ciências da Vida, 74*(17), 2157-2184.

Carabajal, M.P.A., Isla, M.I. e Zampini, I.C., (2017). Avaliação da atividade antioxidante e antimutagênica de chás de ervas de plantas nativas usadas na medicina tradicional na Argentina. *South African Journal of Botany, 110,* 258-265.

Chan, E. W. C., Lim, Y. Y., Chong, K. L., Tan, J. B. L., & Wong, S. K. (2010). Antioxidant properties of tropical and temperate herbal teas. *Journal of Food Composition and Analysis, 23(2),* 185-189.

Coyle, J. T., & Puttfarcken, P. (1993). Oxidative stress, glutamate, and neurodegenerative disorders. *Science-New York e depois Washington-, 262,* 689689.

Craig, W.J., (1999). Propriedades promotoras de saúde das ervas comuns. *The American journal of clinical nutrition, 70*(3), 491s-499s.

Dimitrios, B. (2006). Fontes de antioxidantes fenólicos naturais. *Tendências em Ciência e Tecnologia Alimentar, 17*(9), 505-512.

Dragland, S., Senoo, H., Wake, K., Holte, K., & Blomhoff, R. (2003). Várias ervas culinárias e medicinais são fontes importantes de antioxidantes dietéticos. *The Journal of nutrition, 133(5),* 1286-1290.

Eklund, P. C., Langvik, O. K., Warna, J. P., Salmi, T. O., Willfor, S. M., & Sjoholm, R. E. (2005). Estudos químicos sobre mecanismos antioxidantes e propriedades de eliminação de radicais livres de lignanas. *Química orgânica e biomolecular, 3*(18), 3336-3347.

Elmanama, A. A., Alyazji, A. A., & Abu-Gheneima, N. A. (2011). Efeito

antibacteriano, antifúngico e sinérgico de *Lawsonia inermis, Punica granatum* e
Hibiscus sabdariffa. Ann Alquds Med, 7, 33-41.

Fabiani, R., Rosignoli, P., De Bartolomeo, A., Fuccelli, R., Servili, M., Montedoro, G.F. e Morozzi, G., (2008). Os danos oxidativos no ADN são prevenidos por extractos de azeite, hidroxitirosol e outros compostos fenólicos da azeitona em células mononucleares do sangue humano e células HL60. *The Journal of nutrition, 138(8),* 1411-1416.

Ferri, M., Gianotti, A., & Tassoni, A. (2013). Otimização das condições de ensaio para a determinação da capacidade antioxidante e polifenóis em componentes alimentares de cereais. *Jornal de composição e análise de alimentos, 30(2),* 94-101.

Fugh-Berman, A., (2000). Ervas e suplementos alimentares na prevenção e tratamento de doenças cardiovasculares. *Cardiologia Preventiva, 3*(1), 24-32.

Garg, D., Shaikh, A., Muley, A., & Marar, T. (2012). Atividade antioxidante in-vitro e análise fitoquímica em extractos de caule e folhas *de Hibiscus rosa-sinensis. Radicais Livres e Antioxidantes, 2*(3), 41-46.

Gauthaman, K. K., Saleem, M. T., Thanislas, P. T., Prabhu, V. V., Krishnamoorthy, K. K., Devaraj, N. S., & Somasundaram, J. S. (2006). Efeito cardioprotector das flores de Hibiscus rosa sinensis num modelo de stress oxidativo de lesão de reperfusão isquémica do miocárdio em ratos. *BMC Complementary and Alternative Medicine, 6*(1), 32.

Gentile, F., Arcaro, A., Pizzimenti, S., Daga, M., Cetrangolo, G.P., Dianzani, C., Lepore, A., Graf, M., Ames, P.R. e Barrera, G., 2017. Danos ao DNA por produtos de peroxidação lipídica: implicações no câncer, inflamação e autoimunidade, *AIIMS Genetics*, 2017, 4 (2): 103-137.

Ghaffar, F. R. A., & El-Elaimy, I. A. (2012). Actividades antioxidantes e de limpeza in vitro do extrato bruto de Hibiscus rosa sinensis. *Jornal de Ciências Farmacêuticas Aplicadas, 2*(2), 51.

Ghezzi, P., Jaquet, V., Marcucci, F. e Schmidt, H.H., (2017). A teoria do estresse oxidativo da doença: níveis de evidência e aspectos epistemológicos. *Revista britânica de farmacologia, 174*(12), 1784-1796.

Guimaraes, R., Barros, L., Carvalho, A.M. e Ferreira, I.C., (2011). Infusões e decocções de ervas mistas utilizadas na medicina popular: sinergismo no potencial antioxidante. *Phytotherapy Research, 25*(8), 1209-1214.

Hidalgo, F.J., Delgado, R.M. e Zamora, R., (2017). Efeito protetor de compostos fenólicos em reações de carbonil-amina produzidas por carbonilos reativos derivados de lipídios. *Química Alimentar, 229,* pp.388-395.

Halliwell, B. (1994). Radicais livres, antioxidantes e doenças humanas: curiosidade, causa ou consequência? *The lancet, 344*(8924), 721-724.

Heber, D., (2001). Ervas e aterosclerose. *Current atherosclerosis reports, 3*(1), 93-96.

Herrera-Arellano, A., Flores-Romero, S., Chavez-Soto, M. A., & Tortoriello, J. (2004). Eficácia e tolerabilidade de um extrato padronizado de Hibiscus sabdariffa em pacientes com hipertensão ligeira a moderada: um ensaio clínico controlado e aleatório. *Phytomedicine, 11(5),* 375-382.

Jadeja, R. N., Devkar, R. V., & Nammi, S. (2017). Estresse oxidativo em doenças hepáticas: Patogênese, prevenção e terapêutica. *Medicina oxidativa e longevidade celular, 2017.*

Jain, D. P., Pancholi, S. S., & Patel, R. (2011). Atividade antioxidante sinérgica do chá verde com algumas ervas. *Journal of advanced pharmaceutical technology & research, 2*(3), 177.

Kahl, R., & Kappus, H. (1993). Toxicology of the synthetic antioxidants BHA and BHT in comparison with the natural antioxidant vitamin E. *Zeitschrift fur Lebensmittel-untersuchung und-forschung, 196*(4), 329-338.

Kaliora, A.C., Kogiannou, D.A., Kefalas, P., Papassideri, I.S. e Kalogeropoulos, N., (2014). Perfis fenólicos e atividades antioxidantes e anticarcinogênicas de infusões de ervas gregas; equilibrando o prazer e a quimioprevenção? *Química alimentar, 142,* 233-241.

Kruawan, K. e Kangsadalampai, K., (2006). Atividade antioxidante, conteúdo de compostos fenólicos e atividade antimutagénica de alguns extractos aquosos de ervas. *Thai J Pharm Sci, 30,* 28-35.

Khan, Z.A., Naqvi, S.A., Mukhtar, A., Hussain, Z., Shahzad, S.A., Mansha, A., Ahmad, M., Zahoor, A.F., Bukhari, I.H., Janjua, M.R.S.A. e Mahmood, N., (2014). Actividades antioxidantes e antibacterianas dos extractos de flores de Hibiscus Rosa-sinensis Linn. *Pak J Pharm Sci, 27*(3), 469-474.

Khatib, N. A., Gautam, G., Hashilkar, N., Joshi, R. K., & Taranalli, A. D. (2009).
Efeito do extrato de Hibiscus rosa-sinensis na modificação da genotoxicidade induzida pela ciclofosfamida e na eliminação de radicais livres em ratos albinos suíços. *Pharmacologyonline, 3,* 796-808.

Kumar, A., & Singh, A. (2012). Revisão sobre Hibiscus rosa sinensis. *Revista Internacional de Investigação em Ciências Farmacêuticas e Biomédicas, 3*(2), 534538.

Lopez-Martinez, L.X., Oliart-Ros, R.M., Valerio-Alfaro, G., Lee, C.H., Parkin, K.L. e Garcia, H.S., (2009). Atividade antioxidante, compostos fenólicos e teor de antocianinas de dezoito estirpes de milho mexicano. *LWT-Ciência e Tecnologia Alimentar, 42*(6), 1187-1192.

Mandade, R. J., Sreenivas, S. A., Sakarkar, D. M., & Choudhury, A. (2011). Efeitos farmacológicos do extrato aquoso-etanólico de Hibiscus rosasinensis no volume e acidez da secreção gástrica estimulada. *Revista de medicina tropical da Ásia-Pacífico, 4*(11), 883-888.

Maganha, E. G., da Costa Halmenschlager, R., Rosa, R. M., Henriques, J. A. P., de Paula Ramos, A. L. L., & Saffi, J. (2010). Evidências farmacológicas para os extractos e metabolitos secundários de plantas do género Hibiscus. *Química de Alimentos, 118*(1), 1-10.

Mak, Y. W., Chuah, L. O., Ahmad, R., & Bhat, R. (2013). Atividades antioxidantes e antibacterianas de extratos de flores de hibisco (Hibiscus rosa-sinensis L.) e Cassia (*Senna bicapsularis* L.). *Journal of King Saud UniversityScience, 25(4)*, 275-282.

Marnewick, J. L., Gelderblom, W. C., & Joubert, E. (2000). Uma investigação sobre as propriedades antimutagénicas dos chás de ervas da África do Sul. *Mutation Research/Genetic Toxicology and Environmental Mutagenesis, 471(1),* 157166.

Mashour, N. H., Lin, G. I., & Frishman, W. H. (1998). Fitoterapia para o tratamento de doenças cardiovasculares: considerações clínicas. *Archives of Internal Medicine, 158*(20), 2225-2234.

Mishra, N., Tandon, V. L., & Gupta, R. (2012). Imunomodulação por Hibiscus rosa-sinensis: Efeito sobre a resposta imune humoral e celular de *Mus Musculus. Jornal de Ciências Biológicas do Paquistão, 15*(6), 277.

Mohd-Esa, N., Hern, F. S., Ismail, A., & Yee, C. L. (2010). Atividade antioxidante em diferentes partes de extractos de rosela (Hibiscus sabdariffa L.) e potencial exploração das sementes. *Food Chemistry, 122(4),* 1055-1060.

Mueller, M., Hobiger, S. e Jungbauer, A., (2010). Anti-inflammatory activity of extracts from fruits, herbs and spices (Atividade anti-inflamatória de extractos de frutos, ervas e especiarias). *Food Chemistry, 122(4),* 987-996.

Nidavani, R.B., Mahalakshmi, A.M. e Shalawadi, M., (2014). Potente ação protetora da úlcera de ervas anti-inflamatórias: Uma breve revisão. *World J Pharma Res, 3(6),* 2057-2066.

Ohkawa, H., Ohishi, N., & Yagi, K. (1979). Assay for lipid peroxides in animal tissues by thiobarbituric acid reaction. *Analytical biochemistry, 95*(2), 351358.

Okpuzor, J. e Oloyede, A.M., (2009). Propriedades anti-inflamatórias, antipiréticas e anti-diarreicas de um comprimido tri-herbáceo anti-hemorroida. *Nature Sci, 7,* 8994.

Okwu, D.E., Awurum, A.N. e Okoronkwo, J.I., (2007). Composição fitoquímica e rastreio da atividade antifúngica in vitro de extractos de plantas cítricas contra Fusarium oxysporum da planta do quiabo (Hibiscus esculentus). *Summa Phytopathol, 30,* 145-148.

Pham-Huy, L. A., He, H., & Pham-Huy, C. (2008). Radicais livres, antioxidantes na doença e na saúde. *Revista internacional de ciências biomédicas: IJBS, 4*(2), 89.

Poprac, P., Jomova, K., Simunkova, M., Kollar, V., Rhodes, C. J., & Valko, M. (2017). Visando os radicais livres em doenças humanas relacionadas ao estresse oxidativo. *Tendências em Ciências Farmacológicas*, 38(7), 592-607.

Prasad M.P. (2014). Análise Fitoquímica In-Vitro e Estudos Antioxidantes de Espécies de Hibisco. *Revista internacional de biociências puras e aplicadas, 2*(3), 83-88.

Pulido, R., Bravo, L., & Saura-Calixto, F. (2000). Antioxidant activity of dietary polyphenols as determined by a modified ferric reducing/antioxidant power assay. *Journal of agricultural and food chemistry, 48*(8), 3396-3402.

Qadir, M. A., Shahzadi, S.K., Bashir, A., Munir, A. e Shahzad, S., (2017). Avaliação de Compostos Fenólicos e Antioxidante e Antimicrobiano Actividades de algumas ervas comuns. *Revista internacional de química analítica, 2017.*

Re, R., Pellegrini, N., Proteggente, A., Pannala, A., Yang, M., & Rice-Evans, C. (1999). Atividade antioxidante aplicando um ensaio melhorado de descoloração do radical catião ABTS. *Biologia e medicina dos radicais livres, 26*(9), 1231-1237.

Rice-Evans, C. A., Miller, N. J., & Paganga, G. (1996). Relações estrutura-atividade antioxidante de flavonóides e ácidos fenólicos. *Free radical biology and medicine, 20(7),* 933-956.

Ryan, E. A., Imes, S., Wallace, C., & Jones, S. (2000). Chá de ervas no tratamento da diabetes mellitus. *Clinical and investigative medicine, 23*(5), 311.

Ryu, S.D., Park, C.S., Baek, H.M., Baek, S.H., Hwang, S.Y. e Chung, W.G., (2004). Actividades anti-diarreicas e espasmolíticas e estudo da toxicidade aguda de Soonkijangquebo, uma fórmula herbal anti-diarreica. *Jornal de etnofarmacologia, 91(1),* 75-80.

Sachdeva, A., & Khemani, L. D. (2003). Efeito do extrato de flor de etanol de Hibiscus rosa sinensis Linn. na glicose sanguínea e no perfil lipídico na diabetes induzida por estreptozotocina em ratos. *Journal of Ethnopharmacology, 89*(1), 61-66.

Sheth, F. e De, S., (2012). Avaliação do potencial antioxidante comparativo de quatro cultivares de Hibiscus rosa-sinensis L. pelo método HPLC-DPPH. *Radicais Livres e Antioxidantes, 2*(4), 73-78.

Shirwaikar, A., Ram, H., & Mohapatra, P. (2006). Atividade antioxidante e antiulcerosa do extrato aquoso de uma formulação à base de plantas. *Revista Indiana de Biologia Experimental,* 44, 474.

Singh, R. K., Meena, A. K., Jain, A., & Pandey, K. (2014). Toxicidade aguda e atividade genotóxica do extrato de flor de Hibiscus rosa sinensis. *Jornal Americano de Fitomedicina e Terapêutica Clínica,* 2(4), 524-529.

Singleton, V. L., & Rossi, J. A. (1965). Colorimetria de fenólicos totais com reagentes de ácido fosfomolíbdico-fosfotúngstico. *American Journal of Enology and Viticulture, 16*(3), 144-158.

Sonibare, M.A. e Gbile, Z.O., (2008). Levantamento etnobotânico de plantas antiasmáticas no sudoeste da Nigéria. *Jornal Africano de Medicinas Tradicionais, Complementares e Alternativas, 5*(4), 340-

345.

Speisky, H., Rocco, C., Carrasco, C., Lissi, E.A. e Lopez-Alarcon, C., (2006). Rastreio antioxidante de chás de ervas medicinais. *Phytotherapy Research, 20(6),* 462-467.

Sravanthi, J., & Rao, S. G. (2014). Estudos antioxidantes em Moringa oleifera Lam. *Anais de Fitomedicina, 3*(2), 101-105.

Trouillas, P., Calliste, C. A., Allais, D. P., Simon, A., Marfak, A., Delage, C., & Duroux, J. L. (2003). Propriedades antioxidantes, anti-inflamatórias e antiproliferativas de dezasseis extractos de plantas aquáticas utilizadas na zona rural de Limousin como chás de ervas. *Food Chemistry, 80(3),* 399-407.

Tsai, P. J., Tsai, T. H., Yu, C. H., & Ho, S. C. (2007). Comparação das actividades de eliminação e supressão de NO de diferentes chás de ervas com as do chá verde. *Food Chemistry, 103*(1), 181-187.

Umashanker, M., & Shruti, S. (2011). Fitoterapia tradicional indiana utilizada como antipirético, antiúlcera, antidiabético e anticancerígeno: A review. *IJRPC, 1(4),* 1152-1159.

OMS, (2005). Política nacional sobre medicina tradicional e regulamentação dos medicamentos à base de plantas: Relatório de um inquérito global da OMS. Organização Mundial de Saúde, Genebra, Suíça.

Yao, L. H., Jiang, Y. M., Shi, J., Tomas-Barberan, F. A., Datta, N., Singanusong, R., & Chen, S. S. (2004). Flavonóides em alimentos e seus benefícios para a saúde. *Alimentos vegetais para a nutrição humana, 59*(3), 113-122.

Yoo, K.M., Lee, C.H., Lee, H., Moon, B. e Lee, C.Y., (2008). Actividades antioxidantes e citoprotectoras relativas de ervas comuns. *Química alimentar, 106*(3), 929-936.

Zheng, W., & Wang, S. Y. (2001). Atividade antioxidante e compostos fenólicos em ervas selecionadas. *Journal of Agricultural and Food chemistry, 49(11),* 51655170.

Zhu, K., Zhou, H., & Qian, H. (2006). Actividades antioxidantes e de eliminação de radicais livres de hidrolisados de proteínas de gérmen de trigo (WGPH) preparados com alcalase. *Process Biochemistry, 41*(6), 1296-1302.

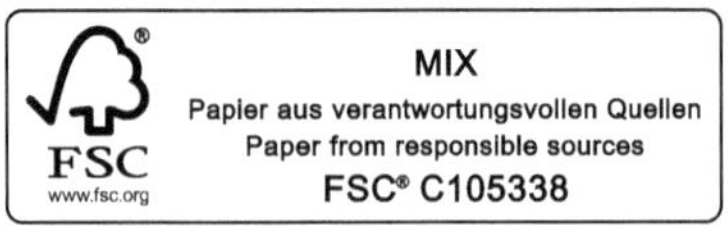

Printed by Books on Demand GmbH, Norderstedt / Germany